FACULTÉ DE MÉDECINE DE PARIS

ANNÉE 1925

THÈSE

N° 332

pour

LE DOCTORAT EN MÉDECINE

(DIPLOME D'ÉTAT)

présentée par

QUENOUILLE René

Né à Sarlat (Dordogne)
le 6 Décembre 1884

LE

DÉSÉQUILIBRE MENTAL
DE BEETHOVEN

Non hic centauros, non Gorgonas, Harpyasque
Invenies : hominem pagina nostra sapit.
MARTIAL.

Président : M. MENETRIER, *Professeur.*

PARIS
AMÉDÉE LEGRAND, ÉDITEUR
93, BOULEVARD SAINT-GERMAIN, 93
1925

THÈSE

POUR

LE DOCTORAT EN MÉDECINE

ANNEE 1925

THÈSE

Nº

pour

LE DOCTORAT EN MÉDECINE

(DIPLOME D'ÉTAT)

présentée par

QUENOUILLE René

Né à Sarlat (Dordogne)
le 6 Décembre 1884

LE
DÉSÉQUILIBRE MENTAL
DE BEETHOVEN

*Non hic centauros, non Gorgonas, Harpyasque
Invenies : hominem pagina nostra sapit.*
MARTIAL.

Président : M. MENETRIER, *Professeur.*

PARIS
AMÉDÉE LEGRAND, ÉDITEUR
93, BOULEVARD SAINT-GERMAIN, 93
1925

LE DOYEN . . . . . . M. ROGER.

I. — PROFESSEURS

MM.

Anatomie	NICOLAS.
Anatomie médico-chirurgicale	CUNEO.
Physiologie	Ch. RICHET.
Physique médicale	N.
Chimie organique et chimie générale	DESGREZ.
Bactériologie	BEZANÇON.
Parasitologie et histoire naturelle médicale	BRUMPT.
Pathologie et thérapeutique générales	Marcel LABBE.
Pathologie médicale	SICARD.
Pathologie chirurgicale	LECENE.
Anatomie pathologique	ROUVRY.
Histologie	PRENANT.
Pharmacologie et matière médicale	RICHAUD.
Thérapeutique	CARNOT.
Hygiène	Léon BERNARD
Médecine légale	BALTHAZARD.
Histoire de la médecine et de la chirurgie	MENETRIER.
Pathologie expérimentale et comparée	ROGER.

	GILBERT.
	CHAUFFARD.
Clinique médicale .. ..—	ACHARD.
	WIDAL.
Hygiène et clinique de la première enfance	MARFAN.
Clinique des maladies des enfants	NOBECOURT.
Clinique des maladies mentales et des maladies de l'encéphale	H. CLAUDE.
Clinique des maladies cutanées et syphilitiques	JEANSELME.
Clinique des maladies du système nerveux	GUILLAIN.
Clinique des maladies infectieuses	TEISSIER.
	DELBET.
	HARTMANN.
Clinique chirurgicale	LEJARS.
	GOSSET.
Clinique ophtalmologique	TERRIEN.
Clinique urologique	LEGUEU.
	COUVELAIRE.
Clinique d'accouchements	BRINDEAU.
	JEANNIN.
Clinique gynécologique	J.-L. FAURE.
Clinique chirurgicale infantile et orthopédie	OMBREDANNE.
Clinique thérapeutique médicale..	VAQUEZ.
Clinique oto-rhino-laryngologique	SEBILEAU.
Clinique thérapeutique chirurgicale	DUVAL.
Clinique propédeutique	SERGENT.
Professeur sans chaire	ROUVIERE.

II. — AGRÉGÉS EN EXERCICE

MM.
ABRAMI . . . Pathologie médicale.
ALGLAVE . . . Pathologie chirurgicale.
AUBERTIN . . . Pathologie médicale.
BASSET . . . Pathologie chirurgicale.
BAUDOUIN . . Pathologie médicale.
BINET . . . Physiologie.
BLANCHETIERE Chimie biologique.
BRANCA . . . Histologie.
BRULE . . . Pathologie médicale.
BUSQUET . . Pharmacologie et matière médicale.
CADENAT . . Pathologie chirurgicale.
CHAMPY . . Histologie.
CHIRAY . . . Pathologie médicale.
CLERC . . . Pathologie médicale.
DEBRE . . . Hygiène.
A. de JONG . . Anatomie pathologique.
DUVOIR . . . Médecine légale.
ECALLE . . . Obstétrique.
FIESSINGER . Pathologie médicale.
FOIX . . . Pathologie médicale.
GARNIER . . . Pathologie expériment¹⁰
HARVIER . . . Pathologie médicale.
HEITZ-BOYER . Urologie.
HOVELACQUE Anatomie.
JOYEUX . . . Parasitologie.

MM.
LABBE (Henri) . Chimie biologique.
LARDENNOIS . . Pathologie chirurgicale.
LE LORIER . . Obstétrique.
LEMAITRE . . Oto-rhino-laryngologie.
LEMIERRE . . Pathologie médicale.
LEVY-SOLAL . . Obstétrique.
LHERMITTE . . Pathologie mentale.
LIAN . . . . Pathologie médicale.
MATHIEU . . . Pathologie chirurgicale.
METZGER . . . Obstétrique.
MOCQUOT . . . Pathologie chirurgicale.
MONDOR . . . Pathologie chirurgicale.
MOURE . . . . Pathologie chirurgicale.
MULON . . . . Histologie.
PHILIBERT . . . Bactériologie.
RIBIERRE . . . Pathologie médicale.
RICHET Fils . . Physiologie.
  Anatomie.
  Physique médicale.
TANON . . . . Pathologie médicale.
TIFFENEAU . . Pharmacologie et matière médicale.
VAUDESCAL . . Obstétrique.
VERNE . . . . Histologie.
VILLARET . . . Pathologie médicale.
WELTER . . . Ophtalmologie.

III. — AGRÉGÉS RAPPELÉS A L'EXERCICE

pour le service des examens

MM.
GOUGEROT . . Physiologie.
GUENIOT . . Pathologie médicale.
  . . Obstétrique.

MM.
RETTERER. . . Histologie.
MM. Anatomie pathologique.

IV. — AGRÉGÉS CHARGÉS DE COURS DE CLINIQUE

à titre permanent

MM.

AUVRAY . . . Clinique chirurgicale.
CHEVASSU . . Clinique chirurgicale.
Laignel-Lavastine . Clinique médicale.
LEREBOULLET . Clinique médicale infantile.

MM.

LERI . . . . . Clinique médicale.
LOEPER . . . . Clinique médicale.
PROUST. . . . Clinique chirurgicale.
RATHERY . . . Clinique médicale.
SCHWARTZ . . Clinique chirurgicale.

V. — CHARGÉS DE COURS

MM. MAUCLAIRE, agrégé . . . . — Chargé de cours de chirurgie orthopédique chez l'adulte pour les accidents du travail, les mutilés de guerre et les infirmes adultes.

FREY . . . . — Stomatologie.

CHAILLEY BERT . . . . — Education physique.

LEDOUX-LEBARD. . . . — Radiologie clinique.

Par délibération en date du 9 décembre 1798, l'Ecole a arrêté que les opinions émises dans les dissertations qui lui seront présentées, doivent être considérées comme propres à leurs auteurs et qu'elle n'entend leur donner aucune approbation ni improbation.

A LA MEMOIRE
DE MES GRANDS-PARENTS

A MA MERE, A MON PERE

A MA FEMME

POUR MES ENFANTS
Renée, Janine, Yvette, Maryse.

A MA SŒUR.

A la mémoire de mes compagnons de guerre,
morts au Champ d'Honneur.

« *Pusilla res hominis anima, sed
ingens res contemptus animæ.*»
Senèque.

A MES MAITRES

A MON VÉNÉRÉ MAÎTRE LE DOCTEUR LE LORIER,
PROFESSEUR AGRÉGÉ,

qui a bien voulu me permettre de suivre son enseignement et qui fut un éducateur précieux et toujours affectueusement bienveillant.

A MON PRESIDENT DE THESE

Monsieur le Professeur MENETRIER

Professeur d'histoire de la Médecine
a la Faculté de Médecine de Paris

*qui a bien voulu me faire l'hon-
neur d'accepter la présidence de
cette thèse.*

AMICIS

A mon ami le Docteur J. D'AUXION

> « *Idem velle, atque idem nolle, ea demum firma amicitia est.* »
> SALLUSTE.

A Monsieur le Docteur FUCHS

Ego deum genus esse semper
dixi et dicam cœlitum;
Sed eos non curare opinor quid
agat humanum genus,
Namsi curent, bene bonis sit,
male malis, quod nunc abest.

ENNIUS.

L'HÉRÉDITÉ

Si les dieux, comme dit Ennius, s'occupaient des choses de ce monde, ils ne laisseraient pas pénétrer dans l'âme des grands hommes la moindre parcelle de laid et d'imparfait et le génie garderait à nos yeux cette effarante clarté qui nous laisse saisi de l'admiration la plus grande et profondément troublé.

Pourquoi faut-il que sa condition d'homme, condition périssable soumise à des passions, à des besoins, à des forces inconnues, aux impondérables, impose à ces cerveaux des faiblesses tout comme le commun des communs ?

Et si, dans cette esquisse, nous nous efforçons de faire ressortir toute l'importance, toutes les nécessités qu'entraînent les mille défauts d'une belle âme et combien cette belle âme est trop souvent la résultante de troubles dans l'hérédité, dans le corps et dans l'esprit; nous affirmons bien sincèrement que, dans ce cas si particulier de Beethoven, nous sommes à chaque pas retenus, écrasés, par la grandeur de l'œuvre du grand maître.

Aussi, c'est avec un sentiment de crainte respectueuse que nous nous efforçons de découvrir certains dessous, persuadés qu'il est toujours dangereux d'isoler l'homme de l'artiste et, qu'en définitive, il faut accepter le génie avec ses tares tant l'un ne va pas sans les autres.

Nous avons lu et nous admirons le côté moral et sentimental de la belle œuvre de Romain Rolland sur Beethoven dont la vie et le caractère, malgré quelques contradictions, sont exposés sous le couvert d'un idéalisme de haute portée.

Certes Beethoven reste un astre éblouissant de clarté et rechercher ses tares sociales, mentales et autres est aussi ardue, mais aussi fertile que l'étude des taches dans l'extrême luminosité du soleil.

Aurions-nous eu Beethoven sans les tares de sa famille? aurions-nous eu cette perfection de son œuvre si la contrainte exercée sur lui par son éducation musicale n'avait provoqué comme une exacerbation mentale aux point électifs où gravitent les sons harmonieux ?

Aurions-nous eu cette solennité de l'œuvre musicale, cette grandeur déroutante si la douleur, cette animatrice d'énergie n'avait fait vibrer son cœur au maximum de l'humaine souffrance ?

Enfin jusqu'à ses misères physiologiques, cette surdité survenue à l'apogée de sa gloire qui lui apportera une plus grande force dans la concentration de ses idées, une plus grande puissance de ce moi dont le retentissement dans son effroyable silence lui en assura une analyse extrême.

FAMILLE DE BEETHOVEN
origine flamande
vers 1650

GUILLAUME VAN BEETHOVEN-CATHERINE GRANDJEAN
Anvers

HENRI-ABELARD VAN BEETHOVEN-CATHERINE DE HERDT
12 enfants, dont

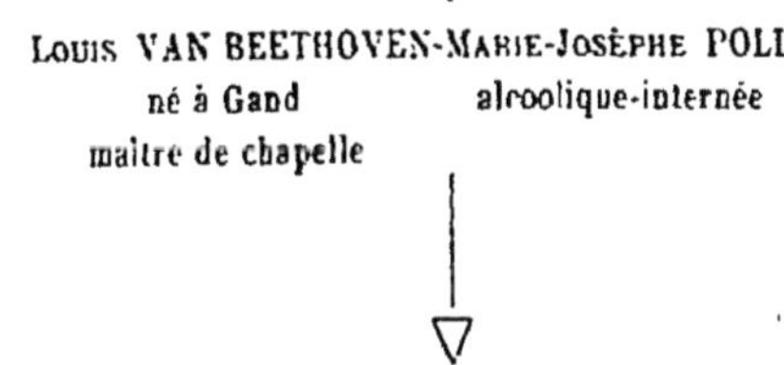

LOUIS VAN BEETHOVEN-MARIE-JOSÈPHE POLL
né à Gand   alcoolique-internée
maître de chapelle

JEAN VAN BEETHOVEN-MARIE-MADELEINE KEVERICH
alcoolique   bacillaire

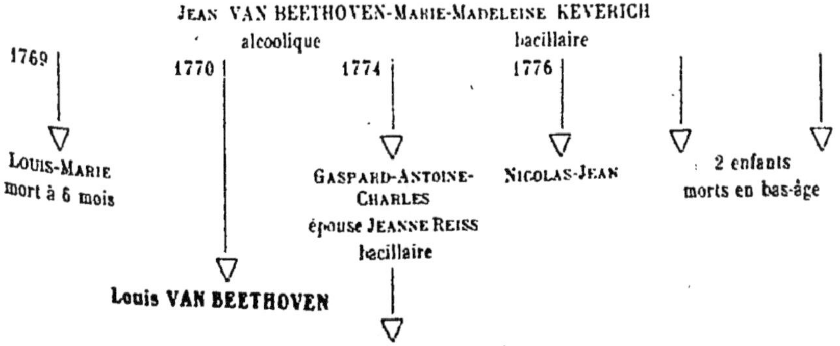

1769   1770   1774   1776

LOUIS-MARIE
mort à 6 mois

GASPARD-ANTOINE-
CHARLES
épouse JEANNE REISS
bacillaire

NICOLAS-JEAN

2 enfants
morts en bas-âge

Louis VAN BEETHOVEN

CHARLES VAN BEETHOVEN

Les recherches sur la famille Van Beethoven et leur origine offrent de l'intérêt dans cette étude, si l'on est assuré d'y trouver soit la tare héréditaire, soit la diathèse, soit les traits de caractère transmis indélébiles et susceptibles d'avoir provoqué la dégénérescence de cerveaux précédemment normaux.

Selon Léon de Burbure d'Anvers, c'est entre la Dyle et le ruisseau de la Senne, qu'il faut rechercher le berceau de la famille dont on trouve des traces depuis le XVIe siècle.

Leur nom est mentionné sur les registres de Rotselaar, Leefdael et Berthem.

C'étaient de modestes cultivateurs flamands, des paysans frustes, robustes, économes et travailleurs.

Sans aller jusqu'à retrouver dans Beethoven les caractères ancestraux, comme le veulent Romain Rolland, qui n'est pourtant pas suspect de nationalisme, et Victor Wilder (1), on ne peut nier que le maître y ait puisé sa stature et son endurance à la douleur.

Cependant les quelques qualités physiques que pouvaient lui apporter la race flamande furent submergées, noyées par le flot morbide des parents de race allemande.

Si l'on ne craignait de pousser jusqu'au paradoxe une telle analyse, il faudrait supposer que les terrains maternel et paternel, détenteurs à eux deux des plus grandes causes de dégénerescence: l'alcoolisme et la

(1) Il semble que, par un de ces mystérieux caprices de la génération, toute la force intellectuelle de la vieille famille flamande, qui s'était concentrée dans Louis Van Beethoven, le vieux, ait passé par dessus sa tête (du père) pour aller s'épanouir dans le vaste génie de Louis Van Beethoven, le jeune. (VICTOR WILDER, *Beethoven*, p. 14.)

tuberculose furent la condition nécessaire au développement sur cette crasse de race du plus formidable génie humain.

Cette hypothèse ne cadre pas avec les idées de ce siècle où la santé physique prend dans l'éducation une place de plus en plus large. L'adage ancien : *Mens sana in corpore sano* est toujours vrai pour les médiocres, pour ceux qui tiennent le juste milieu, mais il n'est pas fait pour les intelligences d'exception dont la naissance exige un terrain propice et des facteurs de recrudescence.

Jusqu'à maintenant l'histoire semble prouver que seules les tares ou les douleurs en sont les principaux éléments.

Sans nous étendre davantage sur cette apparition des génies de l'espèce humaine, après avoir supposé l'intervention de germes anormaux et pour la plupart pathologiques; il est curieux de constater que les races humaines semblent vivre et s'épuiser et que les intelligences d'exception choisissent pour éclore l'époque où cette race est à son apogée; c'est l'époque des grandes qualités, des hautes vertus et de la matière où germera sous la poussée morbide la nouvelle énergie.

Pour éclairer par l'exemple, toute race possède un siècle le long duquel s'essaiment de grands cerveaux.

A sa suite, épuisée sans doute par cet effort, la race se tait, s'éteint ou s'assimile. Ainsi le siècle de Périclès, le siècle d'Auguste, le siècle de Louis XIV pour choisir parmi les plus connus.

Le trisaïeul Guillaume Van Beethoven eut à Anvers un commerce de vins. Et par goût ou par nécessité de la profession, il fut, sans aucun doute la victime des boissons alcoolisées. Il épousa Catherine Grandjean. Un de ses fils, Henri Abelard exerçait le métier de maître tailleur. Sa femme Catherine de Herdt lui donna douze enfants dont le troisième né à Gand est Louis Van Beethoven, le grand-père du Beethoven qui nous occupe.

Ce Louis Van Beethoven trouvant sans doute trop maigre le douzième qui lui était alloué au foyer et pris de l'humeur voyageuse, quitte le pays natal vers 1722, séjourne successivement à Gand, à Louvain et s'installe en 1732 à Bonn, alors sous la coupe de Son Altesse Sérénissime Electorale l'Archevêque de Cologne Joseph Clément.

C'était un homme de caractère, d'une intelligence musicale au-dessus de l'ordinaire. Il passa bientôt d'accessist au grade recherché de maître de chapelle de la cour.

Au moral scrupuleux dans son métier, travailleur, bon homme, pratique doué de toutes les qualités de ses ancêtres : ordre, économie et travail.

Au physique nous avons de lui un portrait de Radoux, peintre de la Cour et, dit Victor Wilder : « Le » vieil artiste flamand était un homme de moyenne » taille, aux larges épaules et aux muscles saillants. » Sa figure énergique, un peu haute en couleurs, se » couronnait par un front largement épanoui, sous » lequel s'abritaient deux grands yeux noirs pleins » d'intelligence. »

Il épousa Marie-Josephe Poll, âgée de dix-neuf ans, eut d'elle plusieurs enfants dont les deux premiers morts en bas-âge. Pour le malheur de son ménage le maître de chapelle voulut tenir un commerce de vins.

Sa femme sous la poussée inéluctable de la fatalité, y contracta une passion immodérée pour les boissons spiritueuses. Son ivrognerie était notoire et son esprit en telle effervescence qu'il dut la faire enfermer à Cologne en béguinage, où elle termina en 1775 sa misérable existence.

Et cette génération frappera les suivantes d'une empreinte indélébile d'éthylisme.

Louis Van Beethoven mourut brusquement d'une attaque et cette mort brutale connue de l'illustre maître lui causera dans ses périodes de nosophobie les plus grandes craintes de finir « comme mon cher grand-père avec qui j'ai tant de ressemblance ! » (Lettre au Dr Bach, 16 août 1824.)

Il eût été difficile au grand Beethoven de se prévaloir de quelque ressemblance avec les autres membres de la famille dont la plupart étaient de pauvres êtres débiles, noyés d'alcool ou rongés de bacillose.

Tous ceux qui connurent Beethoven signalent, en effet, la grande similitude physique entre le grand-père et son illustre petit-fils.

Le grand-père était l'être normal, autant qu'il est possible de l'être et s'il a légué à son petit-fils certaines qualités dans le terrain musical, des mœurs austères et puritaines, une certaine tendance à l'idéologie religieuse, une similitude de traits et de corpulence, il serait vain de méconnaître la part principale du reste des descendants, part épuisée, pervertie anormalement par des apports meurtriers pathologiques.

Un des enfants du maître de chapelle, Jean, fut le père de notre Héros. Ce fut un triste Sire qui ne valait pas la corde pour le pendre. Il hérita dès son jeune âge du vice maternel et si l'on en croit Victor Wilder (1) il fut toute sa vie une brute avinée et un débile malfaisant.

Ces fugues d'ivrogne vont rester greffées sur les états psychiques de cette famille et l'instabilité mentale qui en découle passera du père à presque tous les enfants.

Le 12 novembre 1767, Jean Van Beethoven se marie avec Madeleine Kéverich, veuve en première noce de Jean Leymes. Elle était femme de chambre et la fille du « Coquus primarius » (maître queue), de son Altesse Sérénissime l'Electeur de Trèves.

Ce mariage humilia profondément le vieux maître de chapelle. Le rang qu'il avait acquis à la cour par son talent et ses qualités morales lui permettait d'autres espoirs. Il eut honte d'être le beau-père d'une fille de la basse domesticité, il ne céda qu'en les obligeant à partir.

Et cependant Marie-Madeleine Kéverich était une très jolie fille, de grande taille et mieux élevée que son butor de mari. Sentimentale à l'extrême, mélancolique, douce, soumise, elle eut une préférence marquée pour son fils Louis dont la sensibilité était si proche de la sienne.

Elle apporta dans ce ménage son âme tendre, son

---

(1) Ce fut, dès son enfance, un esprit remuant et indiscipliné des leçons de son père et de l'instruction donnée en commun, il avait peu profité. Les lettres écrites de sa main font éclater, à chaque ligne, l'épaisseur et la grossièreté de son intelligence. Il était encore tout gamin qu'il profitait de l'absence de son père pour disparaître pendant 2 ou 3 jours de la maison paternelle; et le vieux Fischer, qui ne cherche pas à le noircir, nous apprend que de bonne heure, il apprit à lever le coude.

Le pire c'est qu'il avait l'ivresse mauvaise. (VICTOR WILDER, pp. 16 et 17. BEETHOVEN, loc. cit.)

goût de l'ordre, une grande délicatesse du cœur et ce fut sa meilleure part, car elle mourut phtisique. Elle s'éteignit dans des conditions dramatiques, presque dans la misère, après avoir appelé, et vu une dernière fois son Benjamin, accouru ventre à terre pour recueillir son dernier soupir et la lourde responsabilité de chef de famille.

Le ménage Jean van Beethoven eut 7 enfants procréés au gré des désirs de l'ivrogne et probablement aux périodes de saturation éthyliques.

Le premier mourut à 6 mois (1769).

Le deuxième (1770) est Louis van Beethoven, le grand maître.

Le troisième, Gaspard-Antoine-Charles, dont nous reparlerons, mourra phtisique en 1815.

Le quatrième, Nicolas-Jean, fut un vieil avare, un esprit vulgaire et borné que son frère Louis appelait « Caïn ».

Les autres filles ou garçons moururent en bas-âge.

Quotidie lacrymæ, quotidie gémitus.
St-Jérome.

L'ENFANCE

« Dès le commencement, dit Romain Rolland, la vie se révéla à lui comme un combat triste et brutal ». De ses années d'enfance toutes passées dans la misère, dans la lutte pour la vie matérielle, le grand maître garda un souvenir douloureux tout embué d'une douce mélancolie, d'une résignation attristée par les caresses et l'affection d'une mère malheureuse, craintive et soumise.

C'était un cœur d'élite, sinon cette pénible jeunesse eut fait germer les ferments de révolte que déposent si facilement la misère, la douleur morale et le travail exagéré.

C'était une âme prédisposée qui devait entendre en lui mugir, en harmonie encore confuse, cette formidable agglomération de sons dont l'assemblage magistral devait donner la plus impérissable des œuvres.

C'est une preuve qu'il allait dans la vie enrichi d'un cerveau hautement différencié et si de nombreuses lacunes mentales cotoyaient son génie, à quelle incalculable hauteur, à quel vertigineux sommet s'élevait magnifique la pensée musicale.

Il est impossible de se contenter du legs unique venant du grand-père paternel, Beethoven n'eut été qu'un bon musicien comme le maître de chapelle ou le ténor de la cour.

Nous avons déjà argumenté le rôle de « Deus ex machina », joué par l'alcoolisme et la bacillose maternelle.

L'enfance de Beethoven fut triste (1). Fétis nous fait part de la brutalité du père et de sa façon cruelle de lui enseigner le clavecin dès l'âge de quatre ans. Cloué sur son tabouret, roué de coups, privé d'aliments, c'était bien brutalement lui entr'ouvrir la porte divine (2). Et Fétis de conclure que cette contrainte seule avait pu lancer Beethoven dans la voie merveilleuse où il devait exceller. Victor Wilder s'élève contre cette assertion et prétend que « l'enfant devait avoir pour l'art un amour bien ardent et bien passionné, puisqu'il résista victorieusement à tout ce qu'on entreprenait pour l'en dégoûter.

Vraisemblement Beethoven portait en lui le germe prolifique qui savait merveilleusement manier les sons; et cette contrainte du début n'a pu qu'exacerber des facultés latentes mais ardentes à se révéler et le prouvent les progrès si rapides et si étonnants que l'élève dépassa son maître en peu de temps.

(1) Sa jeunesse fut attristée par les préoccupations maternelles, le souci de gagner son pain, les tâches trop précoces. (ROMAIN ROLLAND, *Beethoven, la vie des hommes illustres*.)

(2) Il assit le petit Ludwig devant une méchante épinette et l'y condamna aux travaux forcés. L'enfant reginbait ou pleurait, le père lui donnait des coups. (J. CHANTAVOINE, *Beethoven*, p. 5.)

Dans le cerveau de l'ivrogne l'art devait être monnayé.

L'époque était encore toute ébahie du miracle de Mozart, enfant prodige et rémunérateur.

Jean van Beethoven entrevit pour son enfant la possibilité de le produire comme un monstre musical, merveilleux claveciniste et violoniste émérite. Car il lui fit apprendre le violon, mais Beethoven nous avouera lui-même qu'il fut toujours médiocre dans cet art.

Son père ne pouvant lui enseigner que les premiers éléments d'un bon claveciniste, lui donna comme professeur un nommé Tobias Pfeiffer, ténor d'une troupe ambulante, logé à son domicile mais aussi ivrogne que lui.

Les procédés d'étude furent identiques et le malheureux enfant reçut des horions des deux côtés à la fois. Les deux brutes, rentrant tardivement la nuit de leur tournée des cabarets, pris de boissons et s'accusant, mutuellement sans doute, de négligence envers leur élève, le tirait brusquement du lit pour l'asseoir après force bourrades sur le tabouret du clavecin où le malheureux restait jusqu'au jour.

Ce Tobias Pfeiffer (1779-1780) ne sembla pas avoir laissé de traces dans les souvenirs de l'illustre maître si ce n'est comme bourreau.

Le troisième fut Van den Eeden, organiste et « le meilleur claveciniste de la principauté ». C'était un personnage âgé, malade, un maître consciencieux, mais qui ne put longtemps continuer son office.

Vint ensuite Christian Gottlob Neefe. Il fut son pre-

mier maître de composition (1) et apprécia son élève
à sa juste valeur. Quand Neefe se retira Beethoven, il
avait onze ans, prit la suppléance et devint « Maestro
al Cimbalo ».

Cet homme eut sur Beethoven une influence incon-
testablement heureuse. Il fut touché de l'abandon
moral de cet enfant dont les prédispositions l'éton-
naient et le surprenaient, et, du caractère mélancolique de son élève qu'auréolait de tristesse un front
marqué par le génie.

Eût-il la vision de ce qu'il en adviendrait? Quel-
ques-uns le croient et d'autres affirment qu'il ne vit
en lui qu'un ordinaire prodige, un astre passager que
les premières lueurs de l'adolescence consumerait en
feu de paille.

Dans le même temps qu'il parvenait à seconder
Neefe, suffisamment pour le suppléer, il trouva, dans
une famille de Bonn, ce que son instruction première
ne lui avait pas donné.

Madame Von Breuning, veuve d'un conseiller auli-
que lui offrit une place à son foyer comme professeur
de forte piano de ses enfants: Christophe, Etienne,
Laurent et la jeune Eléonore qui devait jouer dans le
cœur de Beethoven le grand rôle de Prima Dona. Nous
verrons plus loin la défectuosité de l'instruction du
maître, son père ayant jugé qu'il en saurait toujours
assez, le retira tôt de l'école pour en faire un musicien.

(1) Il était tendre, doux et affectueux et point prédant, car il
aimait son art bel et tel l'homme, tel fut le maître, la sincérité
de son bon cœur confondait l'un avec l'autre. Il s'attacha tout
de suite au malheureux enfant qui devenait son élève et celui-ci
fut moins malheureux. (J. CHANTAVOINE.)

A l'appui de ce déséquilibre mental du grand homme c'est que dans cette famille où il était le compagnon de jeu et de classe des enfants (1) où son instruction fut amorcée et élargie dans un milieu bien au-dessus de ses origines, milieu où la culture intellectuelle était très étendue; malgré les conseils et les leçons de Madame Von Breuning qui l'accueillait comme son propre fils (2), rien ne put modifier la susceptibilité maladive de son caractère, la rudesse de ses manières, le laisser-aller de son esprit et la naïveté ou l'obscurité de ses rudiments d'instruction primaire.

Génialement doué pour l'art, il restait fermé aux opérations pratique du calcul, aux arcanes de l'orthographe et aux manifestations de l'intelligence pratique.

Madame Von Breuning l'entoura d'une tendresse maternelle et ne put que développer et agrandir cette sensibilité de l'homme si extrême qu'elle rendait son caractère ombrageux.

Il puisa donc dans cette famille les éléments susceptibles d'épanouir ses facultés morales et intellectuelles et d'ouvrir son cœur à l'amitié et à l'amour.

N'oublions pas qu'il était à 13 ans détenteur d'un poste à la cour, musicien aulicus, que cette fonction lui accordait certains privilèges bien capables d'aiguiser son orgueil et son ambition déjà si vive.

(1) Là il se sentait libre, tout contribuait à égayer son humeur et à développer son esprit. (WEGELER & RIES, *Biographische Notizen.*)

(2) Il commença chez Mᵉ Von Beuning la culture de son esprit et de son cœur en partageant avec les jeux d'enfants les soirées et l'éducation que leur donnait une mère accomplie. (J. CHANTAVOINE.)

Malgré son jeune âge il était d'humeur sombre. La vie au foyer s'accompagnait de vicissitudes pénibles: les scènes de beuverie, la course au thaler, la résignation maladive de la mère, la brutalité de l'ivrogne et sa trivialité composaient les images accoutumées qui peuplèrent cette âme et laissèrent chez l'homme le souvenir d'un cauchemar.

Ce tableau pénible, pourrait-on croire, aurait dû lui léguer l'horreur des lieux où il les avait vécus; mais nous verrons Beethoven avoir plus tard la nostalgie du Rhin « unser Vater Rhein » et ce n'est pas sans émotion qu'il chantera le retour au bercail comme s'il y retrouvait les parcelles d'un moi essaimé autrefois.

Son enfance fut bien courte puisqu'il gagna sa vie à l'âge où les enfants n'ont d'autres préoccupations que le jeu.

Mais bientôt l'air de la petite principauté de Bonn lui parut irrespirable. Son imagination, hantée de rêves symphoniques, appelait des horizons nouveaux. Il s'en fut une première fois à Vienne, où les lettres de son père le firent revenir en toute hâte. Il accourut, sans ressource, empruntant à Augsbourg l'argent de ce retour.

A l'arrivée, le navrant spectacle que voici s'offrit à ses yeux.

Sur un grabat, agonisante, lasse de tout et surtout de vivre, vaincue par une maladie sans pardon, entourée d'enfants craintifs, résignés et pleurnichards, l'appartement suant la misère, la mère se cramponnait désespérément à la dernière parcelle de sa vie pour revoir une dernière fois ce fils Louis, son préféré à qui elle réservait la dernière minute de sa tendresse.

Beethoven s'abattit en pleurs à son chevet. Dans toute la chambre, comme un cafard de cuisine, éructant en lamento d'ivrogne le trop plein de ses beuveries, le père ruisselait de larmes et de remords éphémères, mais la pensée entière volant au cabaret.

Avec cette mort s'éteignit également toute l'enfance du grand maître. Jean van Beethoven n'est plus qu'un affreux bohême assoiffé et croulant de décrépitude en décrépitude jusqu'à l'extrême abandon de ses responsabilités.

Mis à la retraite, à la demande du fils, le traitement fut scindé en deux parts, 100 thalers pour chacun et cette triste figure débarrassa la famille le 18 décembre 1792.

LES PORTRAITS

Adure, seca,
Divide membra coacta
luto, Prudence.

On a, d'après Schindler, quatre portraits peints d'après nature.

Le premier, vers 1801, attribué par erreur par Nottebohm à Maelher n'offre aucun intérêt.

Le deuxième, vers 1819, dû à Schimon qui dut souvent se dissimuler pour portraicturer Beethoven dont l'humeur n'était pas accommodante et qui ne supportait jamais bien longtemps quelqu'un à ses côtés, même son élève favori Ries qui était à la fois, son souffre-douleur et son disciple.

Ce portrait se trouve à la bibliothèque royale de Berlin. C'est le meilleur et le plus connu.

Le troisième, vers 1821, par Stieler. C'est la mauvaise époque. Beethoven est malade, vieilli, c'est le Beethoven des mauvais jours. Il est résigné à son sort d'infirme et, comme un démon déchu, vit dans le monde irréel de sa pensée musicale. Est-ce à cette circonstance que sont dues ses bonnes dispositions pour ce peintre ?

Il maugréa, l'âme absente, mais se laissa peindre de bonne grâce.

Le quatrième, vers 1823, par Waldmüller est à peine ébauché en sa présence. Il fut achevé de mémoire; car le maître en proie au délire de la méditation ne souffrait personne à ses côtés.

Il mit délibéremment l'artiste à la porte avec ordre de ne plus reparaître.

Il existe aussi de nombreux dessins dont le plus ressemblant est de Letronne en 1814.

On possède deux masques en plâtre, l'un de Klein, de son vivant en 1812, l'autre exécuté à la mort du maître, par Danhauser, le 28 mars 1827.

Victor Wilder nous assure qu'en 1802, le peintre Horneman fit une charmante miniature et c'est l'époque où les traits de Beethoven nous paraissent les plus intéressants à connaître. Cette miniature est d'une expression tellement saisissante qu'elle semble défier toute comparaison et voici la chaude description qu'il en fait:

« Une tête musculeuse, haute en couleur, dont les traits frustes étaient accentués par les stigmates de la petite vérole; sur le crâne, solide comme la voûte d'une cathédrale, la végétation touffue d'une chevelure rétive et désordonnée; le front largement épanoui, des yeux étincelants dont la flamme vous pénétrait avec le frisson que donne l'acier; le nez épais et palpitant des fauves; la bouche ferme et bien close, meublée pour de dents éblouissantes, et le menton carré, reposant en sa force sur la triple spirale d'une cravate blanche, dans laquelle le col était emprisonné par la mode. Quant à sa stature, nous savons pertinemment que ce grand homme était d'assez petite taille, plutôt au-dessous qu'au-dessus de la moyenne. Mais son apparence était celle d'un homme fortement bâti. On sentait sous la fermeté des chairs une charpente solide, trahissant ses puissantes attaches par l'épaisseur des articulations.

» Les jambes s'appuyaient sur le sol avec la massivité des colonnes, et ses doigts gros et poilus, si lestes à courir sur le clavier, étaient carrés par le bout et écourtés comme si on les avait coupés au tranchant de la hache. »

Bien que nous préférions des œuvres plus réalistes et plus anciennes où l'esquisse du maître non idéalisée nous offre une plus abondante moisson d'observations, nous retenons de cet exposé lumineux les traits saillants qui dégagent l'élément héréditaire à l'appui de notre thèse du début.

Le maître était un congestif et sa face dans ses moments d'illumination devenait vultueuse (Ries).

Mais ce que dénonce bien l'œuvre d'Horneman, c'est cet aspect de mélancolique douceur émanant de traits dont le détail est rude et heurté.

Nous rapprocherons cette miniature d'un dessin de Stainhauser, exécuté en 1798. C'est un Beethoven jeune, sans les empreintes fatales que devaient creuser dans ses traits la douleur et le surmenage intérieur.

C'est aussi un Beethoven à la mode avec une pointe d'orgueil dans l'expression qui n'est pas sans l'ennoblir.

Romain Rolland préfère également le dessin de Letronne, gravé par Blasius Hoefel, et le masque de

Klein dont évidemment la marque est plus humaine mais moins artistique.

Si les portraits d'avant 1813 nous émeuvent par leur résignation triste, par l'étonnante éloquence de ses yeux dont le regard aigu mais doux pénètre et s'harmonise avec les sentiments enclos dans l'œuvre musicale. Les suivants, après Schimon, jusqu'à la mort nous frappent par une incompréhensible expression de volonté tenace, capable de tout briser pour la réalisation du rêve entrevu mais une volonté qui nous remplit de la même grandeur solennelle que si nous écoutions cette 9e symphonie où les arcanes de sa belle âme se sont dévoilés.

Pour en revenir à Horneman, nous y avons relevé quelques particularités dignes de figurer à cette place.

Le maître avait le masque dur, osseux et le menton carré; toute son ossature, d'ailleurs, accusait son origine germanique. Si l'œuvre de Beethoven a des accents qui dépassent sa propre patrie et appartiennent à tous les peuples, la structure de la face était bien allemande.

Peut-être s'en détache-t-il, comme nous l'avons dit, au moment de son adolescence; mais l'âge qui ne fait qu'accentuer les défauts, a prononcé cette origine dont beaucoup d'admirateurs ont voulu l'exempter.

La mâchoire inférieure était proéminente, amplifiant l'avancé de la lèvre, donnant à cette physionomie une empreinte brutale que la partie supérieure contredisait.

Une fossette profonde, sise au menton et à droite rendait cette figure asymétrique. Mais tout se noyait, tout s'effaçait devant les yeux d'un bleu gris (Kloeber) dont le regard glaçait, désorientait et troublait, des yeux, agrandis, encore par un arc de sourcils abondants, plissés et redoutables.

Sa taille était petite et sa musculature solide; le cou gros, court; la tête penchée en avant, affaissée sur les épaules, comme l'a popularisé la statuette d'après le dessin de Lyser.

Et l'on comprend bien mieux l'inquiétude du maître de se savoir bâti comme son grand-père, car tout le représentait comme un sanguin, un congestif et partant un coléreux, sujet à des accès de violence suivis d'abattement profond. Ce serait aujourd'hui un hypertendu scléreux.

Nous signalons ses « doigts gros carrés par le bout », comme si on les avait coupés au tranchant de hache.

L'allure était désordonnée. Devenu sourd, il cheminait les poches bourrées de papier réglé, d'un gros crayon, de mouchoirs, souvent dépoitraillé, parlant haut et fort, insoucieux de sa route, l'air égaré, ce qui le faisait traiter de fou, insociable par Goethe, étonné, choqué de ces façons de bohême têtu et insouciant.

L'INTELLIGENCE

Nous avons vu que l'instruction de Beethoven fut très rudimentaire. Son père le retira de l'école primaire si jeune qu'il savait tout au plus lire, écrire et compter sur les doigts. Il avait un peu plus de douze ans. Douze ans, mais il nous semble, abstraction faite du mode d'éducation de son époque, que le maître aurait dû retirer un plus grand profit de ses études. Nous le verrons rester toute sa vie la victime de ses lacunes incompréhensibles dont son extrême susceptibilité souffrit plus que tout autre.

Bien que nous imaginions le peu d'assiduité de cet enfant, brimé par un père hanté par le miracle de Mozart, bien qu'il nous semble le voir, nonchalant et sombre, les yeux fixés dans le vague tableau qu'estompe une fenêtre, nous restons étonné du peu de progrès de Beethoven pendant ses études primaires.

L'influence de Madame von Breuning s'épuisera à le tirer de son apathie intellectuelle et encore ne s'attache-t-il qu'aux lettres où son goût fut cependant assez sûr.

Nous l'avons suivi dans cette famille, comme professeur de piano. Il assistera aux leçons des enfants, mais les acquisitions de cette instruction supplémentaire ne se conserveront qu'autant qu'elles graviteront autour de l'art. Il y apprit à connaître Plutarque, l'Odyssée, qui resteront ses livres de chevet, mais à l'exclusion du domaine artistique aucune empreinte des sciences naturelles et des sciences mathématiques ne pourra féconder ce cerveau unique mais poussé à l'extrême limite dans une voie spécialisée.

D'ailleurs toutes les facultés dont le total dessine l'intelligence ne trouveront matière à développement que dans la culture de son art.

L'attention, son pouvoir absolu de s'abstraire et de se créer dans le courant de la vie pratique un monde à lui irréel pour lequel il vivait exclusivement, fut toujours un des grands étonnements de son élève Ries.

Le comte de Browne, un aimable Mécène, lui avait commandé quelques marches; l'une d'elles, à la grande surprise du disciple, fut composée pendant une de ses leçons.

A ce degré, l'attention possède les qualités de l'hallucination. Impérative elle devient un centre d'attraction mentale au gré de l'énergie psychique. A ce degré de puissance, elle absorbe les sensations extérieures avec le minimum de perception possible et le choc que déterminent les ondes venues du dehors se réduit ou s'absorbe probablement dans ces relais du cerveau qui jouent dans l'organisme le rôle d'amortisseur ou de condensateur.

Le propre des intelligences spécialisées est de posséder des organes de condensation qui leur permettent sans doute une attention et une abstraction sans déviation du but.

Ainsi s'en allait Beethoven sur les chemins ou dans les bois, en dehors du monde extérieur et droit devant lui. Ries garde le souvenir de ces promenades aux environs de Doebling où le maître cheminait, proférant d'indistinctes paroles, gesticulant, fredonnant, s'engageant sur les mauvais chemins, se perdant, avec dans son sillage, son malheureux élève qui, averti de son humeur peu accommodante, pénétrait enfin au logis, attendait patiemment que le maître eut fixé ses études sur le clavier pour s'entendre dire: « Vous voudrez bien m'excuser, mon cher Reis, je ne puis vous donner votre leçon, j'ai à travailler. »

Il faut connaître les innombrables distractions du maître pour se représenter l'isolement dans lequel le plongeaient les rêves musicaux à la poursuite desquels il passait son temps.

Il sortait débraillé, dépoitraillé, souvent sans chapeau, les cheveux en broussaille, l'air agressif renfrogné, mais les yeux si vivants. Ne fut-il pas arrêté un jour, mis en prison, tant son allure parut suspecte, à la police d'un village. Il passa la nuit en cellule, le commissaire ne pouvant croire, le soir, le rapport lui signalant un individu, se disant Beethoven.

On raconte que, dînant au cabaret, il s'asseyait, prenait la carte offerte par un garçon craintif, car il était connu, hélas. Vite perdu dans ses nuages il écrivait au dos des annotations. Les phrases musicales qui le charmaient se succédaient ainsi pendant des heures, puis il réclamait, pressé, l'addition d'un repas qu'il n'avait pas commandé.

Avec une telle qualité, sa puissance de travail était considérable. Alors que dans ses premières œuvres, une trop grande facilité bridait son inspiration et façonnait des ouvrages d'un seul jet, et dans le dessin de l'école. Plus tard, il va peiner jusqu'à l'angoisse, avec l'habitude de l'isolement, il saura manier son cerveau et diaphragmer les sensations étrangères à son rythme. Tout son organisme mental est en proie au démon de la musique et rien n'arrive à le satisfaire. Il rature, il supprime, il corrige, il bourdonne et par des pantomimes extravagantes laisse l'impression à son entourage d'un exalté et d'un fou.

On peut se rendre compte de cet effort intensif de révision, de perfectionnement, en feuilletant les Skizzenbuch (1) de Beethoven. Les compositions sont fouillées à l'extrême, on peut suivre le tâtonnement et toute une synthèse qui pour le commun ne peut plus prendre le nom d'inspiration.

Et la phrase célèbre se comprend en la malmenant: « L'inspiration est une longue patience ».

A l'encontre des petits esprits, Beethoven n'était jamais satisfait de son œuvre et la remaniait sans cesse. Une fois terminée cependant, il n'admettait aucune critique et son absolutisme était féroce et vexant.

Aussi comprend-on ce passage de la lettre de Zelter à Gœthe : « Ses œuvres paraissent lui causer une secrète horreur. »

(1) *Skizzenbuch*, commentés et assemblés par Nottebohm.

La surdité, qui l'atteignit si douloureusement encore jeune, ne put qu'augmenter cet isolement; le coup terrible qui le frappa en pleine maîtrise, amplifia par un silence extérieur impressionnant la faculté première de son intelligence, sans laquelle rien ne peut se produire d'excellent. Mais avec un facteur de tension d'esprit aussi développé, il fallait un terrain riche et productif; l'imagination du maître était telle qu'elle laissait ses disciples en continuel éblouissement.

Les premières lueurs furent entrevues par Mozart à qui Beethoven fut présenté tout jeune, mais uniquement meublé de son répertoire classique. Si l'instrumentiste fit peu d'impression sur le vieux maître, l'improvisateur le surprit car, revenant vers ses amis, Mozart leur confia en montrant le jeune prodige : « Vous verrez que cet enfant ira loin ».

Mozart pouvait se permettre à ce moment quelques anticipations. Rien de grand ne pouvait nuire à sa réputation universelle et le soleil qui se levait devait mettre un certain temps pour l'éblouir.

Enfant et jeune homme, Beethoven fut un excellent claveciniste. Son doigté était rapide, d'un jeu varié, et plein d'émotion. Nous verrons, par la suite, le maître délaisser son instrument et faire les fautes qu'il avait la dureté de ne point tolérer ni pardonner à autrui. Ses gros doigts trapus, courts, des doigts qui auraient mieux été à leur place sur des mains de criminel, ces doigts cependant que l'on voyait courir avec étonnement et si légèrement sur le clavier, ses doigts finirent par perdre leur habileté première et vers la fin tapèrent trop souvent à côté.

Malgré cela, dans toutes ses improvisations, le frisson d'une émotion tour à tour heureuse et pénible pénétrait jusqu'aux cœurs de ses auditeurs et c'était chaque fois un tel triomphe que, longtemps encore après l'avoir entendu, ses admirateurs se sentaient à son approche envahis par une mystérieuse et indéfinissable appréhension.

Cette habilité, cette facilité, cette aisance pour diversifier à l'extrême et par des formes si variées les phrases musicales qu'il développait, lui était particulière. De ses contemporains, aucun ne l'égalait Et ce lui fut une nouvelle source de misère, car les esprits médiocres sont enclins à haïr et à dénigrer tout ce qui leur porte ombrage.

Nous en avons quelques preuves, elles présentent pour nous un double intérêt; elles nous offrent des traits de son caractère, elles nous apportent un précieux témoignage sur la richesse de l'imagination du maître.

Imagination créatrice et puissante, plus intimement liée aux choses du cœur qu'aux choses de l'esprit, car Beethoven reste à jamais le maître de l'émotion. Il se débarrassera d'ailleurs bien vite des règles de son temps qui pourraient brider son inspiration et lasser sa Muse dont les accents s'élèveront à des hauteurs inusitées et quelquefois incomprises de son vivant. Malgré toute la gloire qui s'attachait à Vienne au nom de Beethoven, cette auréole n'était perceptible que pour quelques grands seigneurs, très cultivés, très épris de musique; et très avancés dans les domaines spéculatifs des arts (1); quelque bourgeois, entichés d'un art dont

(1) Le grand archiduc Rodolph, Comte de Brunswick, Prince Lichnowski, Comtesse Erdoedy, Baron Gleichenstein, etc...

l'exact entendement conférait distinction et noblesse. Mais le peuple, la populace moyenne accueillaient souvent avec froideur les plus belles œuvres du maître. Son théâtre, son « Fidelio », n'eut point le succès qu'il espérait et ne connut jamais cet engouement que suscitèrent, dès leur apparition, les opéras à roucoulade de Rossini.

Les improvisations du maître, où il laissait libre cours à son imagination, étaient interprétées dans des circonstances où Beethoven semblait lire dans son pauvre cœur déchiré et fouiller dans les recoins les plus douloureux de son être.

Madame d'Ertman, dont le talent de virtuose la désignait comme une excellente interprète des œuvres du maître, venait de perdre un enfant. Le maître, connaissant l'attachement de cette mère, vint lui rendre visite, mais ne pouvant exprimer de vive voix la grande part qu'il prenait à cette dure épreuve, s'assit grave et triste au piano. Il se mit à improviser un adagio d'une telle mélancolie et d'une émotion si merveilleuse qu'en se levant, de grosses larmes coulaient de ses yeux, pendant qu'ils se précipitaient dans les bras l'un de l'autre, unis dans la communion de la douleur, du sacrifice et du beau.

Beethoven était vindicatif, d'un orgueil naïf et brutal, avec une telle conviction de sa grandeur et de sa force qu'il le fit cruellement ressentir à tous ceux qui osaient se mesurer à lui. Steibelt était alors un compositeur très applaudi en France. A son passage à Vienne ses amis voulurent l'opposer à Beethoven, dans les salons du Comte Pries. La première épreuve fut une victoire pour Steibelt qui parut éblouir les assistants par les effets nouveaux du trémolo qu'il tira d'une quintette de sa composition. A la deuxième rencontre, le maître, piqué au vif, écoute patiemment. A son tour il se lève, emporte une partition de violoncelle de la fameuse quintette de Steibelt, la pose à l'envers sur le pupitre, en tire une phrase baroque, inharmonieuse, et, sur ce thème, brode la plus savante, la plus merveilleuse des improvisations, plongeant les auditeurs dans une stupeur admirative qui couvre de confusion le pauvre Steibelt définitivement battu, écrasé par la force prodigieuse d'un génie dont l'ampleur et les variations ont des étendues divines.

Ainsi d'ailleurs s'explique la vénération, l'adoration que lui prodigua sans compter Bettina Brentano, l'apologiste de Gœthe, cette jeune fille dont le sentiment artistique était particulièrement développé et dont la culture était de beaucoup supérieure aux hommes de son temps.

Elle connut Beethoven au moment où le désespoir envahissait l'âme du grand homme. Cette infirmité qui devait le retrancher du monde des sons commençait à ravager durement sa sensibilité maladive. Son humeur était brusque, violente, et son abord devenait difficile, car il épiait sur le visage de chacun le moindre geste, la moindre émotion qui aurait pu dénoter la connaissance de son état ou laisser deviner un sentiment de pitié. Elle l'aborda un soir qu'il était tout entier à l'étude des Lieder, le si beau thème des poésies lyriques de Gœthe, et ce fut un enchantement mutuel. Lui, ravi d'être l'objet d'une telle vénération de la part d'une jeune fille dont il sut distinguer toute la haute personnalité, et qui se présentait en outre sous les dehors d'une ravissante et séduisante personne, car, dit Wegeler, « Beethoven n'a jamais eu un seul instant le cœur vide ».

Elle, subjuguée par cette richesse nouvelle d'idées musicales et ce don qu'il possédait de s'élever jusqu'au sublime dans des improvisations où son génie excellait :

« Lorsque je vis pour la première fois, écrit-elle à Gœthe, celui dont je veux vous entretenir, l'univers tout entier disparut à mes yeux. C'est de Beethoven que je vais te parler, c'est lui qui m'a fait oublier le monde et toi-même, ô Gœthe. Je ne sais comment m'exprimer, mais bien que cela paraisse incompréhensible et invraisemblable, je ne crois pas me tromper en assurant que cet homme est de bien loin en avance sur la civilisation moderne... »

Il est regrettable que Beethoven n'ait pas trouvé pour son théâtre les livrets qui convenaient à son génie. En dehors de *Léonore Fidelio*, écrit par Bouilly, arrangé par Sonnleithner, dont l'intrigue se prêtait au développement dramatique, et dont le succès fut d'ailleurs médiocre, les livrets suivants *Roi Etienne*, et les *Ruines d'Athènes*, sont d'une pauvreté inouïe. Kotzebue, qui les écrivit, s'en débarrassa rapidement et l'œuvre qu'il présenta au compositeur était impropre à faire jaillir la moindre étincelle d'enthousiasme. On peut se demander quelle œuvre impérissable aurait fécondé le génie supra-humain de Beethoven s'il avait pu trouver à sa portée un poète digne de lui.

Mais aussi quelle réalisation merveilleuse nous offrent les symphonies. Le maître trouve dans ce cadre une ampleur et une étendue suffisante pour y loger les ressources de sa virtuosité à faire naître dans les sons la douleur et la joie humaines.

Sans sortir du domaine de cette étude il est permis de témoigner d'une admiration enthousiaste pour une des œuvres du maître qui offre tous les contrastes, toutes les oppositions dont était meublé son génie.

D'une part, déboires domestiques, organisme usé, déchu, frappé d'une affection qui lui sera fatale, une sensibilité mise à l'épreuve par mille blessures, une âme fantasque, un caractère sombre, taciturne, inconstant et brutal au premier contact, et d'une autre, la neuvième symphonie, hymne à la joie et délire d'amour, symbôle de l'éternelle gaieté et de la puissance radieuse de la vie, ardeur frénétique vers la jouissance, cœur tendu comme un arc à se rompre vers tout le bonheur de ce monde, cette symphonie où Wagner crut retrouver dans la finale une fête dyonisiaque, comme soufflée par un ivrogne.

Tout le génie, tout le déséquilibre dont est frappé l'état mental du maître, tout ce désaccord entre l'œuvre et son psychisme, toutes ces oppositions, restent insolubles mais frappent l'esprit. A l'appui d'une imagination créatrice si ardente, Beethoven disposait d'une mémoire purement auditive :

« Quand une idée me vient, écrit-il, je l'entends dans un instrument, jamais dans les voix. »

La profession qu'il exerça dès son plus jeune âge et les longues heures d'étude sous la férule d'un premier maître brutal, ne furent pas sans développer et exacerber une faculté d'une importance si capitale. On comprend mieux quel trouble profond apportèrent dans son aire mentale les premiers signes d'une surdité qui devait être définitive en quelques années.

Dans l'impossibilité d'accroître cette mémoire bien avant la maturité de son talent, par suite de cet accident, son œuvre n'en supporta aucun dommage, puisque beaucoup de critiques envisagent ses créations plus adéquates à son génie après cette surdité.

Il est banal de rappeler à ce sujet la mémoire étonnante des sons commune à beaucoup d'arriérés et de débiles. Il est permis dans cet ouvrage d'en appeler sans nuire à la grandeur de son talent de compositeur, au souvenir de ce grand musicien français, qui fit paraître malencontreusement un livre de « Souvenirs », dont la teneur était si naïve, le fonds et la forme si dénués de toute parure intellectuelle qu'il apporta la confirmation, que ce grand musicien était pauvre d'esprit au sens biblique du mot.

Nous avons exposé plus haut quel trou laissait dans son instruction son peu d'assiduité à l'école. Nous avons également reconnu que si, au contact de la famille von Breuning, Beethoven avait développé, élargi son éducation artistique et littéraire, malgré tous ses efforts, il était resté dans l'impossibilité de transformer et d'améliorer ses connaissances grammaticales et scientifiques. Il n'y a pas eu ici impossibilité d'éducation, il y a eu impossibilité d'assimilation pour une partie de l'intelligence à laquelle il était tout entier réfractaire. Nous allons bien le voir.

Il écrivait, a-t-on dit, avec l'orthographe d'une cuisinière, et Victor Wilder s'étonne que « lui qui parlait le langage des sons avec cette souveraine éloquence et cette élévation sublime qui en font, si je puis le dire, le plus grand orateur de la musique, il hésitait et balbutiait dès qu'il fallait trouver les expressions les plus simples, les mots les plus usuels ».

Nous ne voulons pas prouver par là son insuffisance intellectuelle parce qu'il écrivait mal l'orthographe ou qu'il s'exprimait avec difficulté; nous voulons faire ressortir l'inégalité qui nous paraît exister entre les résultats et les efforts qu'il fit pour s'adapter au niveau social du milieu où il dut vivre. Si l'intelligence de Beethoven ne s'est pas épanouie davantage dans cette voie, si même elle ne s'est pas ouverte aux spéculations abstraites de l'entendement, c'est qu'elle ne le pouvait pas. Son orgueil, son ambition l'en firent particulièrement souffrir.

Il suffit de lire la correspondance du maître pour y trouver son horreur, son incompréhension et son éloignement de certains domaines de l'esprit.

Et si l'on avait à établir le test mental de Beethoven à l'âge de vingt ans, abstraction faite de son art, on ne serait pas éloigné de le placer dans la classe des débiles mentaux.

On reste tout étonné d'apprendre que la connaissance des sciences mathématiques se bornait chez ce grand homme à l'addition et à la soustraction. Et encore avouera-t-il à son élève Ries qu'il est bien obligé souvent de compter sur ses doigts. La multiplication est pour lui une opération inabordable, une route semée d'écueils, qu'il franchira peut-être mais au prix de quels détours et quelles difficultés pour lui plus grandes que la rédaction d'une symphonie. A-t-il à multiplier trente par douze? on le verra patiemment aligner douze fois trente en colonnes verticales et résoudre par une addition interminable en comptant sur ses doigts. Le fait était d'ordre courant et ne faisait l'étonnement d'aucun de ses contemporains. Aussi avait-il la plus profonde admiration pour la haute situation de son frère Charles appelé par le Gouvernement à gérer la caisse de la perception des tailles et contributions.

Cette insuffisance avait des répercussions assez inattendues sur sa vie pratique :

« Je suis un piètre négociant et un piètre calculateur... Mon rêve serait qu'il n'y eut pour les choses de l'art qu'un seul magasin sur la terre ; le compositeur y porterait ses œuvres et prendrait en retour l'argent dont il aurait besoin ». (Lettre à Hofmeister.)

Voici encore le passage d'une lettre adressée à un inconnu, probablement agent d'affaires, et nous verrons les solutions que Beethoven va trouver pour se tirer d'embarras pécuniaires.

« Pardonnez-moi, Monsieur, la liberté que je prends de vous importuner. Le porteur de ce billet, Monsieur ..., est chargé par moi d'engager ou de vendre une de mes actions de la banque. Je vous prie de l'assister à ce propos de vos conseils et de votre expérience, car je n'entends rien à ce genre d'opérations.

. . . .

. . . .

» A la vérité, j'attends quelques rentrées de fonds, mais comme les actions de la banque sont en ce moment à un taux assez élevé, j'ai pensé que le moyen le plus simple de me tirer d'affaire était de vendre l'une de celles que je possède . . . .

. . . . . .

P. S. — Vous allez voir à quel point j'ai le génie

de la finance. A peine venais-je de terminer cette lettre, qu'un de mes amis, à qui je venais de communiquer cette lettre, m'a fait observer que pour me tirer d'affaire je n'avais qu'à détacher de mes actions les coupons que j'avais oublié de toucher. Je suis d'autant plus heureux de cette solution qu'elle m'évite la peine de vous importuner de mes affaires ».

La remarque est savoureuse. aussi Wilder a-t-il pu écrire :

« C'est l'esprit d'un enfant dans l'âme d'un héros ».

D'ailleurs n'a-t-il pas vécu longtemps sans connaître exactement son âge.

Ses idées sur la propriété furent extrêmement lacunaires et pour s'en rendre compte il faut connaître l'anecdote suivante :

Il habitait dans une maison. propriété du baron Pasqualati. située sur la « Moelkerbastei ». L'appartement de Beethoven était au troisième ou quatrième étage et de sa fenêtre la vue était admirable. Sur un côté, en se penchant un peu sur l'appui de sa fenêtre. le regard portait très loin vers les collines du Danube. La maison voisine ne possédait que deux étages.

Un beau matin, le gérant de l'immeuble fut attiré par des bruits de pioche partant de l'étage où logeait l'illustre locataire. Pris d'une inquiétude compréhensible, car Beethoven lui était toujours apparu sous les traits d'un être fantasque. turbulent. et d'une originalité dangereuse, il grimpa jusqu'à l'appartement du maître pour rester effondré devant l'exécution de l'idée que ce dernier qualifiait d'ingénieuse: la percée du mur de l'appartement dont l'ouverture devait le faire jouir sans déplacement de cet admirable panorama dont il était si friand.

Le gérant ne put lui faire comprendre qu'il fallait l'autorisation du propriétaire et que le cas était sérieux. Beethoven donna congé, excédé, écœuré d'un tel manque d'égard aux élucubrations de sa fantaisie.

Sa naïveté, son ignorance, et sa simplicité d'âme lui jouaient des tours les plus inattendus. Ne s'avisat-il pas un jour de vouloir faire des économies sur son loyer. Il fit si bien les choses que ses combinaisons le mirent à la tête de quatre appartements.

Cet état d'esprit se compliquait de désordre. Il ne se retrouvait jamais dans ses feuillets qu'il semait au gré du moment sur une table de cabaret, sur son lit, sa table, un placard et quelquefois dans la rue. Ne laissa-t-il pas sur une route une partition que le dieu du hasard lui permit de retrouver et Gallemberg, à la recherche de son *Fidélio* se plaignit de ses habitudes de désordre, et de sa manie de déménager à tout propos.

« J'avouerai d'ailleurs, écrit Beethoven, que mes papiers ne sont pas toujours très bien rangés. Ce désordre m'est habituel, et c'est là sans doute ce que j'ai de commun avec les hommes de génie. Malheureusement, il n'y a que moi pour me retrouver dans ce fouillis, et je pouvais seul vous préparer ces compositions pour la gravure ». (Lettre à Hofmeister, 22 avril 1801.)

Beethoven était en outre très crédule, ce qui le mit souvent en mauvaise posture.

Il avait un jour profondément humilié Himmel.

dont la suffisance et la vanité étaient grandes, et ce dernier s'en vengea lourdement. Il lui écrivit qu'on avait découvert à Berlin une lanterne pour les aveugles et notre Beethoven de s'en aller naïvement, rempli d'enthousiasme, semer cette effarante nouvelle chez tous ses amis au milieu de la risée générale.

Beethoven était simple et toutes ses idées morales fuyaient la complication et la crise de conscience. Il avait dans ses discussions philosophiques des aperçus primaires catégoriques. Son admiration était naïve, sincère et profondément ancrée. Né catholique, il ne pratiqua plus après son adolescence et conserva dans ses opinions religieuses un doux monothéisme nuageux et sentimental. Il admirait Christian Sturm dans ses « Considérations sur les œuvres de Dieu dans la nature ». Sturm réflétait ses concepts moraux ou plutôt Beethoven admettait sans discussion comme un mystère son accommodation de Dieu à la nature.

Il plaçait sans cesse auprès de lui un cadre où se trouvaient gravées ces lignes:

« Je suis ce qui est. Je suis tout ce qui est, ce qui a été, ce qui sera: nulle main mortelle n'a soulevé mon voile; il est par lui-même et c'est à lui que tout doit son existence. »

Ses maximes avaient été recueillies par Champollion Figeac sur les murs d'un temple de la haute Egypte.

En politique, c'est un admirateur des idées révolutionnaires. Et, Schindler nous dit « qu'il aimait les principes révolutionnaires. Il était partisan de la liberté illimitée et de l'indépendance nationale. Il voulait que tous concurrussent au gouvernement de l'Etat ».

Il est hors de doute que ses idées libérales n'étaient pas conformes au régime de cette époque, et plus particulièrement de l'Autriche qui semblait exercer sur les autres Etats un véritable despotisme diplomatique. Si la Révolution française trouva dans Beethoven un fervent admirateur, au point que sa sonate pathétique fut dédiée au Général Bonaparte, représentant les armées de la République, cet enthousiasme porte l'empreinte du caractère de Beethoven, caractère d'une impressionnabilité extrême, enclin à trouver les solutions les plus primitives pour résoudre l'art du problème social. Disons, à sa grande louange, et pour l'unité de ses convictions, qu'il retira à l'empereur Napoléon l'hommage si généreusement octroyé au libérateur des peuples.

Par contre, si l'illustre maître était libéral en politique, il était pour la morale d'un puritanisme exagéré. Nous avons signalé précédemment combien le cœur de Beethoven était inflammable : mais ses passions étaient platoniques et malgré leur extrême vivacité, elles avaient dans ses idées sur les mœurs un frein irréductible.

Il ne portait jamais ses yeux sur une femme mariée : il était, à cet égard, d'un tel puritanisme, qu'il rompait avec ses amis dès qu'il leur connaissait des relations suspectes (1).

Ses paroles étaient mesurées, il avait l'âme en révolte devant les libertés de langage de son époque,

____
(1) WILDER, *loc. cit.*

il avait horreur de la gaillardise, dans les lettres et dans les arts. Il en voulut à Mozart d'avoir « profané » l'art avec son « Don Juan ».

Beethoven, bien que conscient de son génie, n'en fut pas aveuglé au point de se croire bien au-dessus et délié des lois de nature, car son âme était simple et sans complication intellectuelle. Il avait pour les choses de l'amour la même difficulté de compréhension que pour les sciences mathématiques :

« Il avait, dit Romain Rolland, sur la sainteté de l'amour des idées intransigeantes. » Et Schindler, son ami intime, raconte : « qu'il traversa la vie avec une pudeur virginale sans avoir jamais eu à se reprocher une faiblesse. »

Aussi l'amour ne lui réussit jamais.

Nous trouvons dans ses lettres le reflet de ses sentiments :

« Recommandez à vos enfants la vertu ; elle seule peut rendre heureux, non l'argent. Je parle par expérience. C'est elle qui m'a soutenu dans ma misère ; c'est à elle que je dois ainsi qu'à mon art, de n'avoir pas terminé ma vie par le suicide. »

(Lettre de Beethoven).

Ce puritanisme et ses conceptions d'un amour chaste joint à un caractère que nous allons apercevoir plutôt fantasque, inégal et instable, le jetteront sans bénéfice et sans succès dans les débats amoureux.

Madeleine Hillmann, cantatrice de retour d'Italie, en pleine beauté, en pleine gloire, refusera la main de Beethoven, éperdument amoureux, parce que, dit-elle, « trop laid et à moitié fou ».

L'étude de cet état mental se dessinera davantage

par quelques traits de son caractère et de son éducation.

Ce caractère se cristallise en peu de mots; fantasque, irritable, bourru, instable, distrait, grossier, crédule et chaste.

Dans le salon du Comte de Brown, au milieu de ce qu'il y a de plus trié de l'aristocratie viennoise, Beethoven, au clavecin, compose une marche à la prière de son hôte. Le Comte Palfy survient. En grand seigneur il mène grand train, saluant les dames causant très haut, et sans un regard vers le maître, dont le jeu se courrouce et s'énerve. Soudain, avec éclat, empourpré, Beethoven se dresse, fonce sur la porte, non sans avoir jeté à cette assistance ébahie: « Für solche Schweine spiele ich nicht ». Je ne joue pas pour de pareils cochons.

Ses farces ne sont pas toujours d'un goût très relevé.

A une admiratrice qui lui demande de ses cheveux, il envoie les poils de la barbe d'un bouc. Ce qui fera dire à Victor Wilder: « le caractère de Beethoven nous apparaît avec un curieux mélange de grandeur et de trivialité ».

Beethoven était susceptible comme tous les inquiets: la moindre allusion le mettait en éveil. Il fallait peser ses paroles et la moindre plaisanterie risquait de compromettre pour longtemps de très vieilles relations d'amitié.

Son élève Ries subit de sa part des rebuffades sévères; souvent mis à la porte, le maître se délectait à des bouderies interminables durant lesquelles il ruminait les soi-disants griefs de ce malheureux souffre-douleur et leur digestion était toujours laborieuse.

Le jugement de Beethoven se ressent de cette variabilité d'humeur et du peu de consistance de son entendement. Il hésite, son instruction ne l'a pas mis à l'abri de ses indécisions mentales et nous pouvons le dire déjà, il y a un profond déséquilibre entre son génie aux expressions grandioses et les autres qualités de son intelligence, dont l'insuffisance, la pauvreté, la débilité sont incontestables.

Si son instruction trouva peu d'aliment dans ses relations avec Mme Von Breuning, son éducation se maintiendra défectueuse malgré le contact de la plus haute aristocratie de l'époque. Ses propos comme ses sentiments resteront populaires et souvent grossiers.

Le prince de Lichnowsky l'avait recueilli sous son toit. Dans son ardent désir de lui être agréable, il avait donné l'ordre à leur valet de chambre de répondre tout d'abord à Beethoven en cas d'appel simultané.

Mais mesquin comme à l'ordinaire, le maître crut voir dans cette attention délicate le discret avertissement de sa présence insolite. Il s'en fut à la recherche d'un domestique pour l'entretenir à ses frais. Il avait vingt-cinq ans.

SENSIBILITÉ ET SENTIMENTS

> *Est quaedam in ipsis malis miserorum voluptas.*
>
> SÉNÈQUE.

Dès sa plus tendre enfance, Beethoven fut un émotif. La vie mouvementée que le sort lui réserva fut le facteur de développement d'une sensibilité exquise. Son génie ne pouvait avoir une meilleure base, car aucune des souffrances morales ne lui fut épargnée. Je ne crois pas que la surdité qui fut totale vers trente-deux ans apporta une grande transformation dans l'âme du maître. Elle exagéra le tempérament mélancolique, développa la tendance qu'il avait dès son jeune âge à se croire poursuivi de la haine des hommes.

La moindre difficulté l'embrumait de préoccupations hypocondriaques, il se réfugiait dans le sein de cette nature pour laquelle Charles Neate, en 1815, lui reconnaît un amour inusité. — « Elle était sa seule confidente, dit Thérèse de Brünswick. — Chaque coup de passion faisait vibrer son cœur douloureusement et le rejetait désespéré dans une solitude où évoluait une crise de tristesse. C'est probablement ainsi qu'il faut interpréter la pièce connue sous le nom de « Testament d'Heiligenstadt ». Si nous croyons les commentateurs de la vie de Beethoven, il était à cette époque 1802 très épris suivant sa manière, de Guiletta Guicciardi. Tout porte à croire qu'une rupture était en cours au moment de la dépression psychique d'Heiligenstadt. Madame de Breuning, qui connaissait bien son Beethoven, avait l'habitude de dire à chaque incartade : « Er hat seine Raptus. »

Cette pièce est une éloquente et pathétique lamentation. Désespéré, Beethoven s'était réfugié chez la comtesse Erdödy à Iedlersee. La retraite était trop mondaine, il s'enfuit à Heiligenstadt, près de Vienne, d'où il écrivit le testament qu'on va lire. Il avait 32 ans.

LE TESTAMENT D'HEILIGENSTADT.

« O vous qui me croyez plein de fiel et de haine,
» vous qui me faites passer pour un misanthrope,
» combien vous m'accusez injustement! Vous ne con-
» naissez pas les raisons secrètes qui me donnent ces
« fâcheuses apparences. Mon cœur et mon esprit
» m'ont incliné vers la bienveillance dès mes plus ten-
« dres années et le désir d'accomplir de grandes et
» nobles actions m'a toujours possédé. Songez que
» depuis six ans, je suis atteint d'une maladie incu-
» rable, aggravée par l'ignorance des médecins. D'an-
» nées en années, j'ai vu s'effondrer mes espérances,
» et loin d'arriver à conjurer le mal, je vois s'augmen-
» ter chaque jour une infirmité sans espoir, dont la
» guérison durera pour le moins de longues années si
» elle n'est tout à fait impossible.

» Venu au monde avec une âme ardente, un tempé-

» rament sensible et fait, en un mot, pour les relations
» de la société, j'ai été contraint de bonne heure à
» m'enfermer dans l'isolement, à passer mon exis-
» tence dans la solitude et la retraite.

» Parfois j'ai voulu lutter contre les difficultés de
» ma situation, mais dans cette triste expérience, je
» me suis toujours heurté contre les inconvénients de
» mon infirmité, et pourtant il m'était impossible de
» dire à ceux qui ne m'entendaient pas: « Parlez plus
» haut, criez, je suis sourd. » Pouvais-je faire l'aveu
» de la faiblesse d'un sens qui devait être plus parfait
» chez moi que chez tout autre, et qu'en effet j'ai pos-
» sédé dans un tel état de perfection que peu d'artis-
» tes peuvent se vanter d'avoir eu l'ouïe aussi fine et
» aussi délicate. Non! non! je ne le pouvais pas! —
» Pardonnez-moi donc si vous me voyez me retirer à
» l'écart, lorsque j'aurais tant de satisfaction à me
» confondre dans vos rangs; c'est une double afflic-
» tion pour moi d'être obligé de me confiner dans la
» solitude et de voir interpréter ma conduite dans un
» mauvais sens. Il n'est plus possible au malheureux
» de se distraire dans la société des hommes, de pren-
» dre part à leurs conversations élevées, à leurs épan-
» chements; seul, toujours seul! A moins qu'une
» impérieuse nécessité ne me force à sortir de mon
» isolement, je passe ma vie dans la solitude comme
» un proscrit, et si le hasard me conduit au milieu
» des hommes, tout aussitôt je me sens saisi d'une
» anxiété mortelle, en pensant que je m'expose à
» dévoiler les secrets de ma surdité.

» Je viens de passer six mois à la campagne sur les
» conseils de mon savant docteur qui m'a recom-

» mandé de beaucoup ménager mes oreilles. Son
» ordonnance concordait entièrement avec les dispo-
» sitions actuelles de mon esprit.

» Pourtant mon goût naturel pour la société m'a
» parfois entraîné à violer mes résolutions. Mais,
» comme j'avais bientôt lieu de m'en repentir! quelle
» tristesse et quel découragement, lorsque par exemple
» je ne pouvais percevoir les sons d'un chalumeau
» champêtre ou la voix d'un pâtre que d'autres enten-
» daient distinctement résonner dans le lointain!

» De telles expériences me jetaient dans un profond
» désespoir, et peu s'en est fallu que je n'en finisse
» avec l'existence. L'amour de mon art a seul pu me
» retenir sur cette pente fatale. Il eût été criminel,
» me semblait-il, de quitter ce monde avant d'avoir
» accompli la tâche qui m'a été imposée; et c'est ainsi
» que je me raccrochais à cette misérable existence, si
» misérable, en effet, que grâce à mon impressionna-
» bilité, je passe en un rien de temps, de l'état le plus
» calme à la situation la plus lamentable. La patience,
» voilà la seule ressource qui me reste. De la patience,
» j'en ai et j'en aurai, je l'espère, jusqu'au jour où il
» plaira à la mort inexorable de trancher le fil de mes
» jours. Mon état s'améliorera peut-être; peut-être
» aussi ne s'améliorera-t-il pas; n'importe, je suis
» résigné! Mais à vingt-huit ans se réfugier dans
» cette indifférence philosophique n'est pas chose
» facile, pour un artiste moins que pour tout autre
» O mon Dieu! ton regard, de là-haut, pénètre dans
» les profondeurs de mon âme; tu connais mon cœur
» et tu sais, n'est-ce pas, qu'il ne respire que l'amour
» des hommes et le désir du bien!

» Et vous tous qui lirez un jour ces lignes, vous ver-
» rez que vous m'avez injustement accusé; et si ces
» feuilles tombent alors entre les mains d'un malheu-
» reux comme moi, il se consolera peut-être en voyant
» mes efforts pour m'élever, malgré les obstacles et
» malgré les cruautés de la nature, jusqu'au rang des
» esprits et des artistes d'élite.

» Pour vous, mes deux frères, aussitôt que je serai
» mort, priez le docteur Schmidt, s'il existe encore, de
» faire la description de ma maladie. Publiez sa note
» avec les lignes que voici: peut-être en lisant ces deux
» pièces, le monde se réconciliera-t-il avec l'innocent
» qui sera dans la tombe.

» De mon côté, je déclare ici, que je vous constitue
» les héritiers de ma petite fortune, si l'on peut don-
» ner ce nom à ce que je possède.

» Partagez-vous loyalement ce modeste avoir, tâchez
» de vous entendre et de vous aider mutuellement.

» Pour moi, toutes les peines que vous m'avez cau-
» sées, je vous les ai pardonnées depuis longtemps,
» vous le savez bien, mais je n'oublierai pas, en
» revanche, l'affection que Charles m'a montrée dans
» ces derniers temps. — Tout ce que je vous sou-
» haite, c'est que votre existence soit plus heureuse
» que la mienne. Apprenez à vos enfants à cultiver la
» vertu, c'est elle et non l'argent qui donne le bonheur;
» et je vous en parle par expérience, car elle a sou-
» lagé ma misère, allégé mes souffrances. C'est
» l'amour de la vertu avec l'amour de mon art qui
» m'ont garanti contre la tentation de mettre fin à
» mes jours.

» Soyez heureux, aimez-vous et transmettez l'im-

» pression de ma reconnaissance à tous mes amis et
» particulièrement au prince Lichnowski et au pro-
» fesseur Schmidt. Je désire que les instruments du
» prince soient conservés par l'un de vous.

» Toutefois que ce trésor ne devienne pas un sujet
» de querelle. Vendez-les si vous êtes dans la gêne. Je
» serais trop heureux de pouvoir vous être utile
» encore dans la tombe.

» *Et maintenant, je suis prêt, je vole au-devant de*
» *la mort,* sans regrets, malgré la dureté de ma desti-
» née, mais je ne voudrais pas qu'elle vienne avant
» qu'il m'ait été permis de donner la pleine expan-
» sion à mes facultés artistiques. Pourtant quelle que
» soit son heure, je l'accueillerai avec joie, car elle
» me délivrera d'une souffrance sans espoir. Oui,
» viens quand tu voudras, ô mort! Je t'attends sans
» faiblesse.

» Adieu ! ne m'oubliez pas tout à fait après ma
» mort. Je mérite que vous me gardiez un souvenir
» et que vous pensiez à moi lorsque je ne serai plus,
» car j'ai pensé, moi, pendant toute ma vie aux
» moyens de vous rendre heureux. Soyez-le!

LOUIS VAN BEETHOVEN.

» Heiligenstadt, le 6 octobre 1802. »

Avec cette mention: « pour lire et exécuter après ma
mort », l'enveloppe portait les lignes suivantes:

« Heiligenstadt, le 10 octobre 1802.

» Je vous dis donc adieu et d'un cœur bien triste,
» hélas! La dernière espérance que j'apportais ici,
» celle d'arriver à conjurer le mal dans une certaine
» mesure, elle s'est envolée avec les feuilles flétries de

» l'automne. Tel je suis venu, tel je m'en vais. Mon
» courage même, qui me soutenait encore pendant les
» belles journées de l'été, m'abandonne maintenant.
» O Providence, fais luire un dernier jour de bonheur
» sur ma tête! Depuis si longtemps déjà je suis étran-
» ger à toute joie véritable! Quand donc, ô mon Dieu,
» quand pourrai-je encore me sentir heureux au
» milieu de la nature et de la société des hommes.
» Plus jamais peut-être! Ah, ce serait trop cruel! »

Ce cri de désespoir est émouvant, les idées de suicide poussent entre les lignes et sont difficilement contenues par le puritanisme moral de l'illustre maître. L'affection cruelle qui vient de frapper définitivement l'organe le plus utile de son économie motive ce dernier Raptus. Cette longue lamentation est une crise de suicide avortée, un équivalent de suicide. Il ne peut aller jusqu'à l'acte, mais il lui faut un dérivatif, un achèvement, tant ses préoccupations hypocondriaques le harcèlent et le subjuguent.

Il faut retenir cette susceptibilité farouche et inquiète qui le fit se concentrer en lui-même dès les premières atteintes de la surdité. L'art, certes, n'y perdit rien, les plus belles œuvres sont du Beethoven sourd.

Il y a cependant ici encore une opposition entre les sentiments exprimés, le psychisme du maître et son œuvre.

Au moment de ses fiançailles tacites avec Guilietta son âme est illuminée de joie. Il écrit pour elle et lui dédicace la « Sonate du Clair de Lune » si solennellement triste.

Après la rupture, en pleine crise de mélancolie, il grave sur l'impérissable airain de la gloire, cette symphonie en ré, où tout est riant, dira Berlioz, et, contemporaine de la fuite à Heiligenstadt, la 9ᵉ symphonie, l'ode à la joie, l'ode au bonheur de vivre à l'époque où il désespérait de tout.

Ces accès de lypémanie avaient comme cortège des poussées de persécution.

« Je n'ai point d'amis et je suis seul au monde », écrivait-il en 1816.

Ces amis s'usent vite au rayonnement du maître : son esprit soupçonneux a tôt fait de les évincer.

En 1824 il fit donner un concert et dirigea lui-même la symphonie avec chœur, sans en entendre d'ailleurs la première note. Le succès fut triomphal, mais les espoirs d'une forte recette s'évanouirent au vent de la réalité. Surpris il suspecta son vieil ami Schindler et se brouilla solennellement avec lui. Schindler ne reparut qu'aux heures de sa mort. Goethe, qui reçut de lui une dure leçon d'amour propre aux bains de Teplitz, écrivit à Zeller (1) : « J'ai fait connaissance de Beethoven à Teplitz. Son talent m'a rempli d'étonnement : mais c'est malheureusement une personnalité tout à fait indomptée, qui n'a sans doute pas entièrement tort de trouver le monde détestable, mais qui certes ne le rend ainsi plus agréable, ni à lui-même ni aux autres. »

A Vienne, Beethoven se croit l'objet de mille persécutions. Certes son génie lui suscite des envieux et

(1) *Briefwechsel zwischen Goethe und Zeller* (édit. Reclam Leipzig, 1328).

quelques ennemis, son imagination fera le reste, associée à son insupportable humeur.

« La plupart des pianistes viennois, écrit-il à Eléonore de Breuning, sont mes ennemis jurés. » Il se défendit pourtant d'être un misanthrope et tout particulièrement dans le testament d'Heiligenstadt. A cet égard on peut le défendre de ce reproche; on peut fortement aimer l'humanité en général et manifester à l'homme en particulier une sincère aversion.

Les fugues de Beethoven furent innombrables. Dès qu'il avait en tête un thème agréable à son goût, il s'enfuyait, abandonnant amis, projets et souvent même situation pour courir à travers champs le carnet à la main (Schindler). Conservant de son enfance douloureuse des goûts populaires il s'installait dans la chaumière d'un paysan et sans cesse en mouvement, il avait l'air de s'être enfui d'une maison de fous.

De ses fuites à travers champs il revenait souvent en manche de chemise et tête nue, abandonnant argent, papier et jusqu'à la musique qu'il venait d'écrire.

A Vienne, en 35 ans, il changea plus de trente fois d'appartement.

Il avait des emportements qu'il ne pouvait maîtriser. Il explosait et ses rancunes subites avaient souvent un caractère dangereux. On lit dans sa correspondance:

« J'ai le don de pouvoir cacher et de retenir ma susceptibilité sur une foule de choses (?); mais si une fois l'on m'irrite à un moment où je suis plus sensible à la colère, j'éclate plus fort que personne. »

Son orgueil est téméraire, soutenu par une réelle conscience de son génie. Il faut lire sa lettre à Bettina von Arnim (Nohl XCI) dans laquelle il raconte sa promenade à Teplitz, en compagnie de Gœthe, à travers le cortège de la Cour, bousculant impératrice, archiducs et princes qui s'écartent et lui font la haie, chapeau bas, pendant que ce pauvre Gœthe se morfond dédaigné sur les bas-côtés de la route, effondré dans une révérence de bas courtisan.

« Alors je lui ai lavé la tête, dit Beethoven. »

On cite de lui des traits de bonté admirables. Ils cadrent avec le passage d'une de ces lettres. « Je ne » connais pas d'autres signes de supériorité que la » bonté. » Et pourtant n'a-t-il pas dit d'autre part : « La force, voilà la morale des hommes qui se distin- » guent du commun des hommes. »

Les incartades de l'illustre maître étaient parfois dangereuses pour sa propre sécurité. En 1819 il eut maille à partir avec la Justice de son pays. Il avait dit un peu trop haut, paraît-il, qu'après tout le Christ n'était qu'un Juif crucifié. Par contre ses diatribes contre un gouvernement alors en pleine réaction monarchique étaient pour le plus souvent tolérées comme billevesées inoffensives (Muller, 1827).

Ses sentiments de famille nous les connaissons déjà. Il fut bon fils, bon frère avec quelques variantes cependant. Il s'enticha pour son malheur d'un coquin de neveu qui ne valait pas la corde pour le pendre. Ce chaste avait besoin d'un fils et cette paternité tardive et sa lutte avec sa belle-sœur « la belle de nuit » offraient les mêmes contrastes que son inégalité d'humeur et son instabilité mentale.

Nous avons également constaté l'inflammabilité amoureuse de Beethoven.

Chantavoine affirme qu'il n'a possédé aucune des

femmes qu'il a le plus aimées ou admirées: « Guilietta Guicciardi, Thérèse de Brunswick. Thérèse Malfatti. la comtesse Erdody, la baronne Ertmann (sa Dorothea. Cœcilia, son interprête préférée). Marie Bizot Kiéné. Bettina Brentano. Amélie Sebald. Il aspire toujours au mariage et reste célébataire. or l'amour adultère lui répugne et l'amour vénal le dégoutte. » La conclusion est aisée.

Sans être un suiveur. Beethoven aimait les jolies femmes, il avait le culte du beau visage. Ries écrit :

« Mon maître aimait beaucoup les jeunes et jolis
» visages, s'il passait quelque gentil cotillon à ses
» côtés, il se retournait vivement, campait son binocle
» sur son nez et poursuivait la fillette du regard jus-
» qu'au moment où il se voyait observé. Il était fré-
» quemment amoureux, mais ses passions ne duraient
» guère. »

La Famille von Breuning eut une salutaire influence sur le cœur et la sensibilité de Beethoven. Il fut gâté. choyé et dirigé à la façon d'un fils par cette mère incomparablement habile à comprendre cette nature fruste, sauvage dont le cerveau à éclipse était illuminé de génie.

LES MALADIES

Les ascendants de Beethoven étaient pour la plupart alcooliques ou bacillaires et comme l'a dit le Docteur Wawruch « Sedebat et bibebat ».

Cette fatale hérédité et son laisser-aller devant les boissons spiritueuses devaient léser l'organe noble de la défense de l'économie.

Beethoven mourut le 16 mars 1827, à 57 ans, des suites d'une cirrhose atrophique de Laennec.

Le « Sedebat et bibebat » de Wawruch souleva dès sa connaissance des cris de protestation chez beaucoup d'amis du grand compositeur. Schindler entre autres dit ne l'avoir jamais vu pris de boisson. La raison n'est pas suffisante. Tel souvent n'est jamais pris de vin qui demeure le plus ivrogne du monde. Certes Beethoven n'était pas un ivrogne au sens péjoratif du mot. Il ne buvait jamais à rouler au ruisseau, mais il buvait et maintes relations l'affirment. Deux médecins lui défendirent à maintes reprises l'usage de l'alcool auquel il demandait des forces et la facilité du travail.

Wawruch le visitant (« Aerzlicher Ruckblick... » *Wiener Zeitschrift*, 1824) affirme une affection du foie et lui interdit de boire des boissons alcoolisées. En 1825 le Docteur Braumhoffer lui faisait les mêmes recommandations.

Les commentateurs contemporains ont des avis partagés : Chantavoine admet son intempérance, mais Victor Wilder s'élève avec force contre ce reproche. Mais pourtant, il ajoute : « Dans ses dernières années, après le labeur quotidien, il avait pris l'habitude d'aller vider une chope avec les camarades, à la place du marché, dans un cabaret existant encore, et portant toujours le nom de Zehrgarten, sous lequel il était connu dès cette époque. (Vic. Wilder, Beethoven, p. 63.) D'ailleurs les rares amis qui ne craignaient point la vindicte du maître lui firent souvent de vifs reproches.

Quels sont donc ces fameux conseils dont parle Beethoven dans une lettre à Nicolas Zmeskall de Domanovecz et qu'il recevait si mal ?

Enfin les cahiers de conversation (1820) relatent la visite d'une vieille connaissance. « Là, nous avons bien des fois musiqué, soupé et punché. Là aussi, écrivit Beethoven à son visiteur, votre Excellence a daigné me féliciter sur mon talent d'accomoder un bol. »

CONCLUSIONS

En définitive l'hérédité de la famille des Beethoven devait transmettre à l'illustre descendant les facteurs morbides les plus divers. Résoudre la question de la dégénérescence mentale du maître serait trop facilement expliquer le désaccord des états psychiques chez les êtres génialement doués. Il y a eu certes déséquilibre mental entre les différentes facultés qui forment l'entendement et dans le domaine de la sensibilité il présenta la même discordance. Mais ce serait très audacieux de dire qu'il fut un débile mental dans le domaine de l'intelligence pratique et si cela se pouvait, cette affirmation anodine n'enlèverait pas un rayon de l'éblouissante auréole d'un nom à jamais mémorable.

Vu : Le Président,
MÉNETRIER.

Vu : Le Doyen,
ROGER.

Vu et permis d'imprimer :
Le Recteur de l'Académie de Paris,
P. APPELL.

Paris & Courtrai. — Imprimerie Jos. VERMAUT.
(Imprimé en Belgique.)

BIBLIOGRAPHIE

Ouvrages consultés et à consulter.

Nous avons dû faire un choix dans ce qui fut écrit sur Beethoven, car la nomenclature des ouvrages occuperait plus de dix fois le volume de ce modeste ouvrage.

Breuning (Gerhard von) *Aus dem Schwarzspeinerhause.* Berlin 1097, Schuster u. Loeffler.

Gottfried Fischer, Manuscrit (*Beethovenhaus à Bonn*).

Frimmel (Th. von), *Neue Beethoveniana*, Wien 1890.

Frimmel (Th. von). *Ludwig van Beethoven*, Berl. in 1901. Verlag Harmonie.

— *Beethoven Studien*, 2 v. 1905 et 1906, Munchen, Muller.

— *Beethoven Jahrbuch*, années 1908 et 1909, 2 vol.. Munchen u. Leipzig. Muller.

Nohl (Ludwig). *Beethoven Leben*, 4 v.. Leipzig Gunther.

— *Die Beethoven Feier und Kunst der Gegenwart.* Wien. 1871, Braumeiller.

— *Ein stille Liebe zu Beethoven*, Berlin Verlag Harmonie.

Prod'homme (J. C.). *La jeunesse de Beethoven*, Paris, Payot, 1920.

— *Die Musik*, Revue bi-mensuelle « Beethoven », Berlin, Chronique musicale.

A. B. Marx, *L. Van Beethoven Leben und Schaffen*, 1863, 2 vol.

Chantavoine, Jean. *Beethoven*, 1907.

Rolland Romain, *Vie de Beethoven*, 1922.

Victor Wilder, *Beethoven. Sa vie et son œuvre*, 1883.

Schindler (Ant.) *Biographie von L. van Beethoven*, Munster, 1860. Aschendorff.

— *Biographie de Beethoven*, traduction française de Sowinski, Paris, 1864. Garnier.

Schindler, (Ant.). *Beethoven in Paris*, Munster 1842.

Schweissheimer (Dr. W.), *Beethoven Leinden*. 1922, Muller.

Thayer (Alexandre Weelock), H. Derters et H. Rirmann. *Ludwig van Beethoven Leben*, 5 v., Leipzig.

Wegeler und Ries. *Biographische Notizen über Ludwig van Beethoven.*

— *Neudruck* von Dr Alf. Chr. Kalischer, Berlin u. Leipzig, 1905.

— Traduction française par Legentil, Paris, 1839.

Mariam Tenger, *Beethovens unsterbliche geliebte*, 1890.

A. Ehrard Franz Crillparger, 1900.

Dr Alfr. Chr. Kalischer, *Beethoven und seine Zeitgenossen*, Beitrage zur Geschichte des Kunstlers und Menschen, 4 v., 1910.

Lettres de Beethoven.

Beethoven (Ludwig van). Sämtliche Briefe und Aufzeichnungen, Dr. Fritz Preledger. Wien u. Leipzig, 1907. C. W. Stern.

Beethoven's Sämtliche Briefe, Dr. Alf. Ch. Kalisher. Berlin, 1906.

Chantavoine (Jean), *Correspondance de Beethoven*, Paris, 1904.

Chronique médicale, Dr. Klotz Forest, 1 et 15 avril 1906.

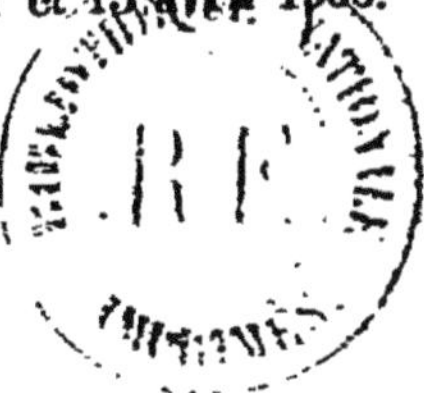